RECHERCHES

SUR

LES BRUITS DE SOUFFLE

DANS LES MALADIES DU CŒUR.

Imprimerie de BEAU, à Saint Germain en-Laye

RECHERCHES

SUR

LES BRUITS DE SOUFFLE

DANS LES MALADIES DU COEUR

PRÉSENTÉ À L'ACADÉMIE

PAR

EUGÈNE HUZAR

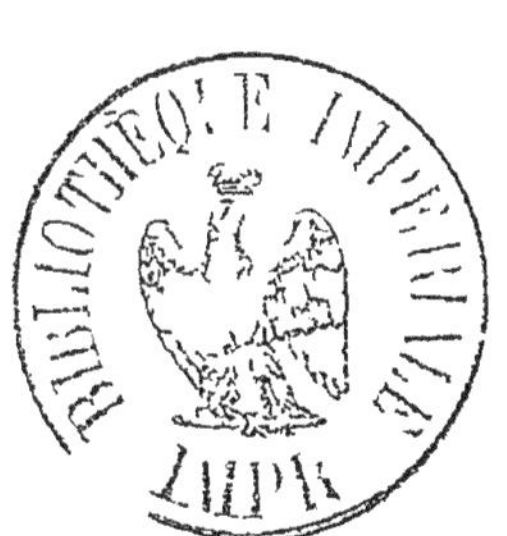

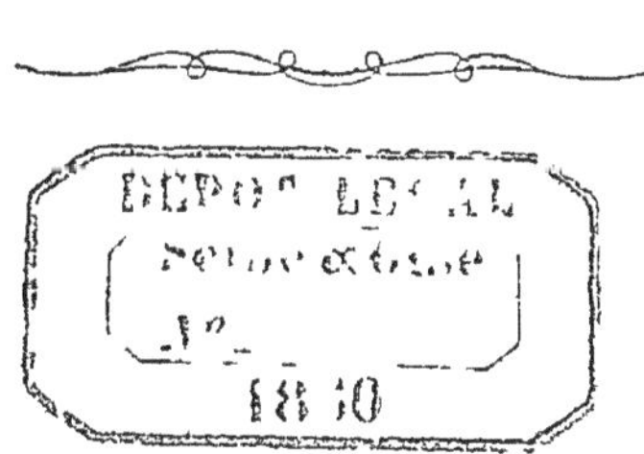

PARIS,

DELAHAYE, LIBRAIRE-ÉDITEUR,

23, rue de l'Ecole-de-Medecine.

1860.

Messieurs,

Permettez-moi de vous communiquer une expérience que j'ai faite et qui est destinée, je crois, à renverser toutes les théories que l'on avait faites jusqu'ici pour expliquer le bruit de *souffle* dans les affections du cœur.

L'on avait attribué jusqu'ici, comme vous le savez, Messieurs, le bruit de *souffle* au passage rapide du sang à travers les orifices rétrécis du cœur ; et pourtant la sensation perçue n'est pas celle d'un liquide qui frotte contre des parois, mais bien celle d'un gaz ; et c'est bien pour cela qu'on avait donné à ce bruit le nom de *souffle de soufflet*.

Eh bien, l'expérience vient de confirmer et la sensation perçue et le nom de *souffle* donné à la qualité du son perçu.

En effet, j'ai pris un cœur muni de sa crosse de l'aorte et de ses valvules sigmoïdes, j'ai fermé les autres orifices, puis j'ai ajouté à la partie libre de cette artère une vessie remplie d'eau et d'air ; j'ai comprimé fortement la vessie, et j'ai entendu, au niveau des valvules sigmoïdes, deux qualités de son bien distinctes : 1° un bruit léger de *souffle* qui était produit par le passage de l'air à travers les orifices aortiques ; 2° le bruit d'un liquide produit par le passage de l'eau. Faites la contre-épreuve en comprimant le cœur, vous entendrez les deux mêmes qualités de bruit bien distinctes.

Enlevez une notable quantité d'air de la vessie, vous pourrez à peine percevoir le bruit de *souffle*, mais seulement le bruit du liquide contre les parois.

Le bruit de souffle est donc en raison directe de la quantité de *gaz* contenue dans le cœur; de même qu'il est en raison directe de la quantité d'*air* contenue dans la vessie. Vous pouvez donc affirmer, qu'à compression égale, le bruit de *souffle* est d'autant plus fort qu'il y a plus de *gaz* dans le cœur.

Mais si la pression mécanique qu'on exerce sur la vessie augmente ou diminue le bruit de *souffle*, suivant que cette pression est plus ou moins forte, il en sera de même pour le cœur, qui, sous l'empire d'un *spasme*, fera entendre le bruit de souffle, tandis qu'il ne le faisait pas entendre l'instant d'avant.

Tout le monde peut faire ces expériences, et une fois qu'on les aura faites, on sera convaincu que le bruit de *souffle* n'est que *le résultat du passage d'un gaz à travers les orifices du cœur*.

Mais d'où provient *ce gaz?*

Le sang n'est pas composé seulement de parties solides et liquides, comme l'enseignait l'ancienne physiologie; il renferme encore des parties gazeuses, acide carbonique, azote, oxygène, soit suspendues, soit tenues en dissolution. Tous les livres de physiologie moderne nous l'enseignent. L'existence des gaz dans le sang a été signalée d'abord par MM. Vogel, Brande, Stevens, etc. Elle a été mise hors de doute par les expériences de M. Magnus et par celles de M. Bischoff *(Béclard, Traité de Physiologie,* 1855).

Eh bien, pourquoi n'a-t-on pas tenu compte de *ces gaz* qui suffisent si bien à expliquer le bruit de souffle? Comment n'a-t-on pas compris que le bruit de *souffle,* qui ne s'entend pas dans les contractions normales du cœur, devait s'entendre nécessairement dans les contractions *spasmodiques* alors que les gaz sont chassés violemment à travers les sigmoïdes ou les parois des carotides? Pourquoi a-t-on

maintenu la vieille théorie, la vieille ex-
plication, qui pouvait satisfaire la raison
alors que l'ancienne physiologie n'avait
pas *encore trouvé de gaz dans le sang;*
mais aujourd'hui comment n'est-elle pas
abandonnée, quand la physiologie mó-
derne a trouvé *des gaz dans le sang?*

Comment n'a-t-on pas compris que
si la fibrine, l'albumine peuvent augmenter ou diminuer dans les maladies,
les gaz eux-mêmes peuvent augmenter
ou diminuer, et par conséquent être *per-*
ceptibles ou non à l'oreille; que la qualité d'un sang déglobulisé ou désalbuminisé doit nécessairement influer sur
l'état des gaz qu'il contient en dissolution; que ces gaz sont d'autant moins *fixes*
que le liquide est plus limpide, plus clair,
moins plastique; qu'ils s'échappent plus
facilement d'un sang pauvre que d'un sang
riche; d'où bruit de souffle dans l'anémie,
la chlorose, la néphrite albumineuse, maladies dans lesquelles le sang est désalbuminisé et déglobulisé; en un mot,

perd de sa consistance et de sa *plasticité?*

Un simple exemple :

Prenons la chlorose.

Pourquoi entend-on dans cette maladie le bruit tout particulier que l'on a appelé bruit carotidien, bruit de souffle, de ron-flement, de diable (tous bruits qui signi-fient bruit de *souffle exagéré*)?

Le voici :

Admettons pour un instant que les vési-cules pulmonaires soient enflammées par une cause quelconque ; l'air venant par les dernières ramifications bronchiques, et le sang venant d'autre part par les dernières ramifications de l'artère pulmonaire, ne pourront plus entrer aussi facilement à l'état de combinaison, à travers les parois des vésicules pulmonaires enflammées, tuméfiées. L'endosmose et l'exosmose se feront mal. — L'hématose sera incomplète.

— Et comme l'on sait que dans l'état normal l'acide carbonique expiré n'est pas en proportion avec l'oxygène inspiré, comme l'enseigne M. Magnus, à plus forte raison dans l'état pathologique du poumon que je suppose, — donc le poumon retiendra plus d'oxygène qu'il ne dégagera d'acide carbonique ; donc excès d'oxygène, excès d'acide carbonique.

Voilà donc un *excès d'oxygène et d'acide carbonique dans la circulation ;* et cet excès de gaz donnera lieu au bruit de souffle, car quand ce sang, ainsi chargé d'acide carbonique, rentrera dans le cœur par les veines pulmonaires et l'orifice auriculo-ventriculaire gauche, il fera entendre le bruit de souffle ; de là, chassé par le cœur, il passera dans les carotides et fera entendre le bruit carotidien, ou bruit de *soufflet ;* mais le cœur, qui a pour fonction principale de parfaire l'unité d'hématose commencée dans les poumons et de chasser le sang dans les artères, rencontrant un obstacle à sa contraction ventriculaire par suite de la présence de l'excès d'acide carbonique et d'oxygène, qui distendent ses parois, fera un effort anormal déréglé pour chasser l'acide carbonique et l'oxygène, et accomplir sa fonction.

De là, palpitation, bruit de *souffle*, hématose incomplète, sang appauvri ; car, quand une fonction se fait mal, les produits de cette fonction sont mauvais.

Voyons maintenant si la thérapeutique viendra confirmer ma théorie.

Les médecins ont donné le fer jusqu'ici dans la chlorose sans savoir pourquoi ils le donnaient ; ils avaient remarqué seulement une chose, c'est que le fer diminuait dans cette maladie les palpitations et les bruits de souffle ; mais demandez à la science pourquoi il en est ainsi : elle ne vous répondra rien de satisfaisant.

Eh bien, voici cette cause :

Car ma théorie peut seule rendre compte de cette cessation de bruit de souffle, et de la cessation des palpitations par l'administration du fer.

En effet :

S'il y a excès d'oxygène dans le sang, le fer, en se combinant avec cet oxygène, empêchera la formation de l'acide carbonique en donnant lieu à de l'oxyde de fer ; — d'autre part, cet oxyde de fer ainsi formé, rencontrant ensuite dans les divers trajets du système circulatoire de l'acide carbonique en excès, se combinera avec lui pour former du carbonate de fer : de là, diminution de gaz oxygène et d'acide carbonique ; de là cessation du bruit de souffle et des palpitations.

Voyons si ma théorie est vraie au point de vue de l'anatomie pathologique.

L'ancienne théorie admettait que, quand il y avait bruit de souffle, il devait y avoir nécessairement *rétrécissement* ou *insuffisance* des orifices, lésion des valvules.

Les faits n'ont pas répondu à la théorie ;

car l'anatomie pathologique est venue démentir cette théorie mécanique ; elle a prouvé que, dans beaucoup de cas, ces lésions n'existaient pas.

Cependant les maîtres de la science, malgré les faits, malgré l'évidence, ne veulent pas admettre que les gaz produisaient les bruits de *souffle* perçus pendant la vie. *Mais alors à quoi étaient-ils donc dus ?*

De là, grand embarras de la science pour faire concorder les faits avec la théorie.

Impossibilité pour elle d'expliquer ce bruit de *souffle* qu'elle avait perçu sur le vivant, quand, à la mort, elle ne trouve ni *insuffisance*, ni *rétrécissement*, ni lésion d'aucune nature. — La théorie était prise en défaut ; d'ailleurs a-t-elle jamais pu expliquer le bruit de *souffle carotidien* là où il ne peut y avoir ni rétrécissement, ni insuffisance, puisqu'il n'y a ni orifice, ni valvules.

Eh bien, si vous admettez, selon ma

théorie, que ce bruit est dû au passage d'*un gaz* en excès dans le sang, vous n'aurez plus besoin de l'hypothèse du rétrécissement ou de l'insuffisance pour expliquer le *bruit de souffle*, et vous comprendrez que l'on peut entendre le bruit de souffle, même aux orifices de la veine supérieure cave et des veines pulmonaires qui n'ont pas de valvules, ce qu'on ne pouvait expliquer avant.

Enfin, cette théorie peut encore expliquer les *lésions organiques du cœur*, dont on ne pouvait s'expliquer la cause avant elle.

En effet, vous savez que la physiologie moderne enseigne que de l'acide carbonique se forme pendant le trajet circulatoire *(Béclard)*. Eh bien, admettons que le sang ainsi surchargé d'acide carbonique, rentre dans le cœur par les veines caves, comme la fonction du cœur est de parfaire l'hématose commencée dans les poumons et de chasser le sang dans les artères, et que son moyen d'action est la systole ventriculaire ; ses contractions, au lieu de se faire *normalement*, se feront *spasmodiquement*, car le cœur rencontrera dans son action mécanique l'acide carbonique qui lui fera résistance, et il sera obligé de faire un effort violent pour vaincre cette résistance et pour accomplir sa fonction.

Ce sont ces efforts violents anormaux réitérés, répétés 80 fois par minute, qui finissent par amener les *lésions organiques* du cœur et de ses valvules, ainsi que certaines névroses de cet organe.

Ceci établi d'une manière générale, descendons dans les détails.

Nous diviserons les sources de *gaz* en deux parties :

1° Sources de gaz extrinsèques à l'action physiologique du cœur ;

2° Sources de gaz intrinsèques à l'action physiologique du cœur.

1° *Sources de gaz extrinsèques à l'action physiologique du cœur.*

Les sources *de gaz* extrinsèques à l'action physiologique du cœur sont celles qui ont lieu en dehors de cet organe et indépendamment de son action physiologique.

1° *La première source de gaz provient de l'absorption pulmonaire.*

En effet, M. Magnus et d'autres physiologistes nous enseignent qu'à chaque inspiration le poumon enlève à l'air 4 à 6 pour 0/0 de son oxygène, et ne rend à la place que 3 à 5 pour 0/0 d'acide carbonique. Il y a donc 1 pour 0/0 d'oxygène qui est emporté dans le torrent circulatoire par l'inspiration et qui n'est pas expiré. Or la physiologie nous enseigne qu'à chaque inspiration il pénètre 100 centimètres cubes de gaz oxygène dans les poumons, ce sera donc un centimètre cube de gaz oxygène qui sera emporté dans la circulation.

2

18 respirations par minute feront donc pénétrer 18 centimètres cubes de gaz oxygène dans la circulation; pourquoi ne tient-on pas compte de cette quantité de gaz dans le bruit de souffle.

2° *La deuxième source de gaz provient de l'action circulatoire.*

« La découverte de l'exhalation de l'a-
» cide carbonique par les poumons et celle
» de la consommation d'une partie de
» l'oxygène de l'air dans la respiration,
» avaient fait penser que le phénomène
» d'oxydation et de combustion était tout
» local, ne se passait, en un mot, que
» dans les poumons; mais laphysiologie
» moderne a montré de la manière la
» plus manifeste que la combustion des
» substances carbonées et hydrogénées de
» nos tissus et de nos humeurs a lieu dans
» *toute l'étendue du cercle respiratoire;* de
» là, formation de vapeur et d'acide car-
» bonique dans les artères et les veines,
» ce *qui est bien prouvé aujourd'hui (Bé-*
» *clard,* 303).

» Deux sortes de preuves ont surtout
» contribué à démontrer que cette sup-
» position d'une formation d'acide carbo-
» nique et d'eau dans les poumons, n'est
» pas fondée comme on l'avait cru jus-
» qu'ici, et que la formation d'eau et d'a-
» cide carbonique a lieu *pendant la circu-*
» *lation.*

» Spallanzani plaça des grenouilles pen-
» dant plusieurs heures dans un milieu
» d'hydrogène et dans un milieu d'azote;
» ces grenouilles continuèrent à expirer
» de l'acide carbonique comme si elles
» étaient dans l'air. M. Edwards répète
» ces expériences. Il place les grenouilles
» dans le gaz hydrogène : même résultat.
» Il est donc évident que si un animal,
» plongé dans un milieu autre que l'oxy-
» gène, continue à exhaler de l'acide car-
» bonique, c'est que celui-ci provient
» d'une *source autre* que d'une combi-
» naison effectuée instantanément *dans*
» *les poumons* entre l'oxygène de l'air et
» le carbone du sang.

» C'est là ce qui explique cette autre
» découverte : la présence de gaz dans
» le sang et en particulier de l'acide
» carbonique. D'où il est résulté la dé-
» monstration directe que l'oxydation, aux
» dépens de l'oxygène, s'opère *partout*
» (*Béclard*, 303). »

D'où j'ai le droit de conclure après la physiologie, qu'il y a des quantités considérables de gaz oxygène et acide carbonique répandues dans le sang pendant sa circulation. *Pourquoi donc n'en tient-on pas compte dans le bruit de souffle?*

3° Source de gaz intrinsèque à l'action physiologique du cœur.

Cette troisième source est sans contredit la plus abondante ; elle provient de l'action physiologique du cœur et se produit à son intérieur, comme on va le voir :

« Les gaz du sang sont au nombre de
» trois : l'oxygène, l'azote et l'acide carbo-
» nique, tenus en dissolution dans le sang,

» comme l'air est tenu en dissolution dans
» l'eau. On démontre l'existence de ces
» gaz *libres* dans le sang en plaçant ce li-
» quide au moment où il vient d'être ex-
» trait des vaisseaux de l'homme vivant
» sous le vide de la machine pneuma-
» tique (*Béclard*, 294). »

Que pouvons-nous induire de là? C'est
que si ces gaz deviennent *libres* en mettant
le sang sous le vide d'une machine pneumatique, à plus forte raison doivent-ils entrer en liberté pendant la diastole des ventricules, car le cœur n'est, après tout,
qu'une machine pneumatique qui, par sa
systole, fait le vide, et par sa diastole as-
pire le sang. Comment les gaz tenus en
dissolution dans le sang n'entreraient-ils
pas en *liberté* pendant la diastole? le sang
n'est-il pas en effet sous le vide d'une machine pneumatique plus parfaite que les
nôtres, et n'a-t-il pas de plus une tempé-
rature de 40 degrés dans le cœur?

On peut donc induire de là que, pendant la diastole, il se dégage dans le cœur

une quantité considérable de *gaz* qui était mélangée dans le sang.

Ce sera donc une source de gaz perpétuelle; mais si le cœur joue le rôle d'une machine pneumatique, il faut en dire autant des artères, qui sont, comme on le sait, tout à la fois élastiques et contractiles.

Telles sont les sources de gaz à l'état de santé; mais ces gaz, que l'oreille ne peut percevoir à l'état de santé, deviennent perceptibles à l'état de maladie.

GAZ A L'ÉTAT DE MALADIE.

Causes de leur perception par l'oreille.

Les gaz à l'état de maladie deviennent perceptibles à l'oreille :

1' Par suite de trouble des fonctions du cœur (névrose);

2' Par suite de lésion organique (rétrécissement et lésion des valvules);

3' Par suite de lésion de structure (hypertrophie, atrophie);

4' Par suite de l'altération du sang (déglobulisation, désalbuminisation).

Dans ces quatre cas, les *gaz deviennent perceptibles à l'ouïe* et font entendre le bruit *de souffle.*

1° *Par suite de trouble des fonctions du cœur.*

Il est bien certain que les *gaz*, en traversant les orifices du cœur ou les carctides, feront d'autant plus de bruit qu'ils seront chassés plus rapidement ; donc, que sous l'empire d'un *spasme*, d'une *névrose*, les contractions ventriculaires se feront d'une manière plus violente, et que les gaz frottant plus vigoureusement les parois qu'ils traversent, feront entendre un bruit anormal que l'on n'entend pas à l'état sain, et auquel on a donné le nom de *bruit de souffle*.

2° Par suite de lésion organique des orifices et des valvules du cœur.

Il est bien certain que plus les orifices par lesquels passent *les gaz* sont rétrécis par la présence des valvules lésées ou indurées, plus il faudra de force pour les chasser, et plus aussi ils feront entendre le bruit particulier nommé *bruit de souffle*.

3° Par suite de lésion de structure (hyper- trophie, atrophie).

Il est bien certain qu'un muscle hypertrophié a plus de force, et par conséquent qu'il chasse plus violemment les gaz qu'il contient; d'où bruit de souffle aux orifices. Dans les cas d'atrophie, au contraire, le bruit de *souffle* ne peut être attribué à la systole, puisque le cœur ne peut plus chasser violemment les gaz, mais au bruit que font les gaz en rentrant dans le cœur pendant la diastóle. Plus les parois des ventricules seront minces, plus on devra percevoir à travers ces parois atrophiées le bruit de souffle qu'on ne pouvait percevoir quand elles avaient leur épaisseur normale ou qu'elles étaient hypertrophiées, d'*où perception du bruit de souffle.*

4°. *Enfin par suite de l'altération du sang dans ses propriétés fondamentales.*

Le sang n'est pas composé seulement de matières solides et liquides; il renferme encore dans ses molécules des gaz en dissolution (azote, acide carbonique, oxygène).

Comme d'un autre côté nous avons vu que le cœur *était une machine pneumatique*, et que pendant sa diastole les gaz se dégageaient du sang, on devra admettre que ces gaz se dégageront avec d'autant plus *d'abondance*, de *rapidité*, de *facilité*, *que le sang pourra moins les retenir*, c'est-à-dire qu'il sera plus désalbuminisé ou déglobulisé, moins plastique. Telle sera la cause du bruit de *souffle* que l'on entend dans l'anémie, la chlorose, la maladie de Bright. Ce n'est donc pas parce qu'un sang est déglobulisé, désalbuminisé, qu'il fait entendre le bruit de souffle comme on l'a cru jusqu'ici, mais parce que par sa déglobulisation et sa désalbuminisation, il perd sa plasticité et laisse entrer plus facilement, en *liberté*, les gaz qu'il tenait en dissolution.

Mais ce que nous disons du cœur doit s'appliquer également aux artères, car si le cœur joue le rôle de machine pneumatique, il faut en dire autant de ces vaisseaux qui sont tout à la fois élastiques et

contractiles; d'où l'on devra entendre nécessairement le bruit de souffle dans les
carotides, puisque par leur expansion elles
remplissent la même fonction que le cœur
par sa diastole; elles mettront d'autant plus
de gaz à l'état libre que le sang le fixera
moins, d'où bruit de *diable*, bruit de *soufflet* dans l'anémie et la chlorose.

On le voit donc :

1° Le nom donné à la qualité du bruit
perçu, bruit de *souffle*, de *soufflet*, de
diable;

2° L'expérience faite à l'aide d'une vessie pleine d'air et d'eau, fixée à l'aorte du
cœur et rendant par la compression un
bruit identique au bruit de *souffle;*

3° L'analyse du sang faite par les physiologistes modernes, qui nous montre que
ce liquide contient des gaz oxigène, azote,
acide carbonique, suspendus ou mélangés;

4° L'action chimique du fer sur l'oxygène et l'acide carbonique, et par suite la cessation du bruit de souffle comme conséquence de son administration ;

5° L'anatomie pathologique, qui ne trouve pas toujours à la mort les lésions présumées pendant la vie ;

6° La physiologie, qui nous enseigne que pendant le trajet circulatoire il se forme une quantité notable d'acide carbonique. P. 18-19.

7° L'action de machine pneumatique du cœur qui, par le vide, permet aux gaz de reprendre leur liberté, de se mélanger au sang ;

Tout nous prouve que dans le bruit de souffle nous avons affaire à des gaz mélangés à des liquides : *gaz* qui, dans l'état de santé, *ne sont pas perceptibles à l'oreille;* mais qui, dans l'état de trouble des fonctions du cœur (spasme, névrose),

dans l'état de lésion de structure (hypertrophie, atrophie), dans l'état de lésions
organiques (insuffisance, rétrécissement,
induration, dégénérescence valvulaire),
dans l'état d'altération du sang (chlorose,
anémie), *sont perçus par l'oreille et ont
reçu le nom de bruit de souffle.*

Conséquence pathologique de ma théorie.

Les maladies, d'après mon système,
n'ont plus seulement lieu, comme on
l'avait cru jusqu'ici, par l'altération des
liquides et des solides; elles ont encore
lieu par l'altération *quantitative des parties
gazeuzes mélangées au sang*, et c'est là la
source la plus abondante des maladies.

*L'âme ou la vie de toute chair est dans
son sang*, avait dit Moïse. Ceci est vrai,
à condition que les *quantités de gaz* con-
tenues dans le sang soient à l'état normal; car si l'harmonie et *la proportion
des gaz* contenus dans le sang viennent

à être troublées quant à leur qualité *quantitative*, le sang s'altère, et *comme le sang est l'âme et la vie de toute chair*, il y a un trouble général de l'organisme, soit dans ses parties constitutives, soit dans ses fonctions.

Tout l'avenir de la pathologie, de la thérapeutique, de la médecine, en un mot, est là ; j'espère un jour en faire la démonstration évidente.

Eugène HUZAR.

Paris, le 16 novembre 1859.

9 782019 273392